PUBLICATION DE LA LIGUE CORSE CONTRE LE PALUDISME

Le Paludisme

ET

LES MOYENS DE LE COMBATTRE

Notions étiologiques
Indications prophylactiques et thérapeutiques

PAR

LES DOCTEURS

Joseph THIERS
Ancien Président
de la Ligue Corse contre
le Paludisme.

Pascal ZUCCARELLI
Président
de la Ligue Corse contre
le Paludisme.

BASTIA
IMPRIMERIE A VAPEUR JOSEPH SANTI

— 1914 —

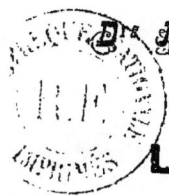

Dʳˢ J. Thiers et P. Zuccarelli

LE PALUDISME
ET LES MOYENS DE LE COMBATTRE

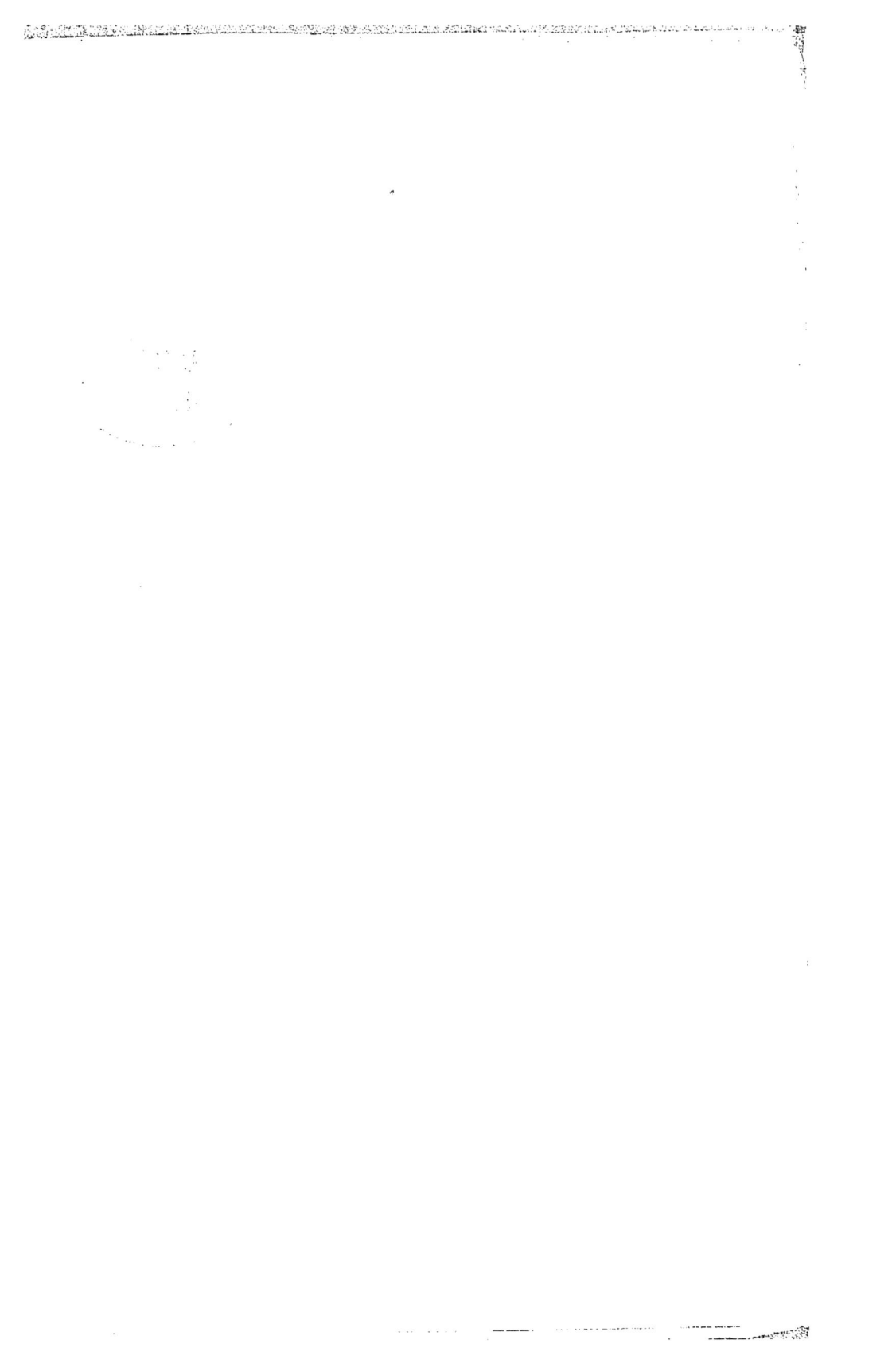

PUBLICATION DE LA LIGUE CORSE CONTRE LE PALUDISME

Le Paludisme

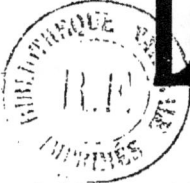
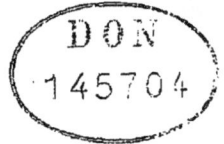

ET
LES MOYENS DE LE COMBATTRE

Notions étiologiques
Indications prophylactiques et thérapeutiques

PAR

LES DOCTEURS

Joseph THIERS
Ancien Président
de la Ligue Corse contre
le Paludisme.

Pascal ZUCCARELLI
Président
de la Ligue Corse contre
le Paludisme.

✠ ✠ ✠

BASTIA
IMPRIMERIE A VAPEUR JOSEPH SANTI

— 1914 —

LE PALUDISME
et les moyens de le combattre

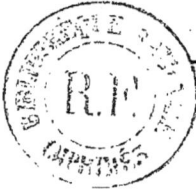

INTRODUCTION

De l'avis des médecins qui résident en Corse depuis plusieurs années le paludisme autrefois si fréquent y serait actuellement en voie de décroissance.

Malheureusement cette affection n'étant pas chez nous comme en Italie soumise à la déclaration obligatoire il est impossible d'évaluer, même d'une façon approximative, le nombre des cas de fièvre qui se produisent annuellement.

Cependant, à défaut de chiffres officiels, nous avons pu réunir ou établir nous-mêmes un certain nombre de documents statistiques qui seront publiés à leur place au cours de ce travail et qui nous paraissent bien de nature à faire ressortir la réalité de cette diminution. Bornons-nous pour le moment à citer un exemple :

L'Hôpital Civil de Bastia sur lequel sont évacués les malades indigents provenant de la partie Nord de la plaine Orientale, région la plus malsaine de l'île, a admis 56 paludéens en 1903 ; il n'en a reçu que 33 en 1912, ce qui donne en dix ans une diminution de plus de 40 %.

Voici d'ailleurs la statistique des entrées à l'Hôpital Civil de Bastia pour paludisme de 1903 à 1912 :

1903....	56 entrées		1908....	34 entrées
1904....	48 —		1909....	33 —
1905....	39 —		1910....	24 —
1906....	39 —		1911....	37 —
1907....	41 —		1912....	33 —

Ces chiffres, joints à ceux que nous ci-

terons plus loin, nous paraissent signifi-
catifs, et, sans vouloir leur attribuer la
valeur d'une preuve absolue que seule
une statistique globale pourrait fournir,
ils n'en constituent pas moins une pré-
somption sérieuse en faveur de la diminution du paludisme en Corse au cours
de ces dernières années. Cette marche
décroissante du paludisme que, pour notre part, nous considérons comme non
douteuse, reconnaît à notre avis pour
cause principale la diffusion progressive
dans le pays des mesures de prophylaxie
individuelle ou collective qui sont la base de la lutte antipaludique.

Il ne faut pas oublier, en effet, que jusqu'-
en 1902, la théorie miasmatique du paludisme était encore acceptée comme un dogme
dans notre pays dont les habitants re-
nonçaient à se défendre autrement que
par l'émigration contre « un ennemi im-
palpable et invisible, le miasme » (BAT-
TESTI). Ils prenaient bien un peu de quinine pour « couper la fièvre » mais tou-

jours avec répugnance, sans méthode, et généralement à des doses trop faibles ou insuffisamment prolongées.

Quant à la quininisation préventive ils l'ignoraient totalement ou en mettaient en doute les bons effets.

D'ailleurs le prix élevé du médicament constituait un obstacle sérieux à sa diffusion dans nos villages si pauvres et au sein de nos populations agricoles si misérables.

A partir de 1902, grâce aux efforts de la Ligue Corse contre le paludisme créée à Bastia sur les conseils et sous le haut patronage du Professeur Laveran, grâce surtout au zèle infatigable de notre regretté Président Fondateur, le Docteur Félix Battesti, les données nouvelles concernant l'étiologie et la prophylaxie du paludisme commencent à pénétrer et à se répandre dans le pays.

Des brochures simples et pratiques, des conférences, des affiches instruisent le public du rôle capital joué par le

moustique dans la transmission du paludisme. On lui apprend à distinguer l'a-
nophèle dangereux du culex inoffensif.
On lui montre comment on peut se préserver de la piqûre de ces insectes et
comment il est possible d'éviter la fièvre
en prenant de la quinine à titre préventif.

Sur l'intervention de la Ligue le prix
de vente de ce médicament est abaissé
dans de notables proportions et des es-
sais de prophylaxie quinique peuvent être
organisés sur une échelle de plus en plus
vaste.

Les bons résultats obtenus portés
à la connaissance du public ne tardent
pas à donner leurs fruits. Ils suscitent
de nouvelles tentatives de préservation
antipaludique et nous ne doutons pas
qu'ils ne finissent par convaincre les plus
sceptiques et par avoir raison des pré-
jugés absurdes qui s'opposent encore à
la large diffusion de la quinine.

Entre temps le Professeur Laveran,

venu lui-même en Corse, en 1902, pour étudier le terrain, ne cesse de s'intéresser à notre cause. Par des publications scientifiques diverses, par des rapports et des communications aux Académies de Médecine et des Sciences il attire l'attention sur notre pays. Il nous aide de sa haute expérience et de loin il encourage et dirige nos efforts.

L'Institut Pasteur à son tour, ému de notre détresse autant qu'intéressé par la richesse du champ d'observation à exploiter nous accorde sa précieuse et salutaire sollicitude. Intermédiaire autorisé d'un généreux donateur, il confie à de jeunes savants formés dans ses laboratoires la mission de rechercher l'intensité et la répartition du paludisme en Corse et d'étudier sur place les mesures pratiques capables de restreindre les ravages de la maladie :

C'est en 1912 le Docteur Marcel Leger, observateur avisé et chercheur infatigable dont nous aurons à citer souvent les remarquables travaux (1). Pendant cinq mois consécutifs il parcourt les régions les plus insalubres de notre île semant partout la bonne parole et recueillant les innombrables matériaux nécessaires à sa documentation.

C'est en 1913 le Docteur Ario, venu seconder le Docteur Leger, et dont la mission remplie avec un zèle inlassable et une compétence exceptionnelle promet d'être également féconde.

Et nous croyons savoir que l'Institut Pasteur encouragé par les résultats déjà obtenus se propose de faire continuer l'œuvre si bien commencée par ces deux véritables apôtres de l'antipaludisme.

De son côté l'administration Préfectorale ne reste pas inactive. Sur les indica-

---

(1) Marcel Leger. Le Paludisme en Corse. Recherches microbiologiques. Etudes prophylactiques 1913. **Publication de l'Institut Pasteur.**

— Le Paludisme en Corse. **Annales Institut Pasteur,** 1913, T. XXVII, pp. 765-793.

tions éclairées (1) et sous le contrôle du Docteur Pitti-Ferrandi, Inspecteur départemental des services d'Hygiène, elle charge les médecins de l'assistance médicale de distribuer gratuitement aux indigents de la quinine en quantité suffisante et sous une forme facile à prendre (2).

Elle met en outre à l'étude la création de brigades « d'agents fureteurs anti-moustiques » (M. LEGER) destinés à combattre les anophèles et leurs larves pendant la saison dangereuse.

On peut dire en somme que la lutte contre le paludisme commence à être organisée en Corse d'une façon méthodique et raisonnée. Mais il reste encore beaucoup à faire

(1) Dʳ Pitti-Ferrandi. Rapport spécial (Compte-rendu des travaux du Conseil Général 1912 et 1913).

(2) Dragées rouges contenant vingt centigrammes de bichlorhydrate de quinine fabriquées par l'association générale des Pharmaciens de France.

pour compléter l'œuvre entreprise. Nous
nous trouvons en effet en présence d'une
maladie déconcertante par ses récidives
à longue échéance, par ses formes lar-
vées pouvant passer inaperçues et devenir le point de départ de nouvelles infec-
tions et par la multiplication prodigieu-
sement féconde de l'anophèle inocula-
teur (1).

Comme le dit si justement Sergent le
paludisme n'est pas de ces maladies que
l'on peut arracher brusquement d'un
pays (2). Ce n'est qu'au prix de longues
années d'une lutte implacable et sans dé-
faillances, livrée partout et par tous, que
l'on pourra arriver à son extinction.

Un nouvel et gros effort s'impose. Il
parait d'autant plus opportun que l'Etat

----

(1) On a calculé qu'une seule femelle
échappée aux rigueurs de l'hiver dans une
localité favorable peut en quatre mois en-
gendrer vingt milliards de moustiques.

(2) Edmond Sergent. — Plan général de
campagne antipaludique — in **Malaria** —
Band II — Heft 2 — 1910.

s'est enfin décidé à nous venir en aide en mettant généreusement à notre disposition les capitaux nécessaires à l'assainissement de la Côte Orientale (1).

D'importants travaux vont être exécutés, des millions vont être engloutis, et, si nous n'y prenons garde, ce sera sans résultat bien appréciable pour notre pays.

Nous ne contestons certes pas l'utilité et l'efficacité de ces grands travaux, mais, avec Laveran (2), nous estimons qu'ils ne sauraient avoir d'effets sensibles et durables que tout autant qu'ils seront précédés, accompagnés et suivis des mesures de prophylaxie privée qui constituent la lutte individuelle contre le

(1) Loi du 15 décembre 1911 affectant à l'assainissement de la Côte Orientale de la Corse la somme de 11 millions cinq cent mille francs répartis en 11 annuités.

(2) A. Laveran. — **Bull-Acad-Médecine** — 7 Octobre 1902. du même : L'Assainissement de la Corse. **Revue Scientifique** 16 décembre 1911.

paludisme et dont le programme est aujourd'hui nettement défini : « destruction méthodique des anophèles, protection mécanique contre leurs piqûres, large emploi de la quinine à titre préventif et à titre curatif. » (LAVERAN).

C'est pourquoi nous avons pensé faire œuvre utile à nos compatriotes en publiant ce modeste travail. Ils y trouveront brièvement exposées les données nouvelles concernant l'étiologie du paludisme ainsi que les indications prophylactiques et thérapeutiques qui en découlent. Ils pourront y apprendre, et c'est là notre unique ambition, à dépister et à reconnaître l'ennemi à combattre, à se mettre à l'abri de ses atteintes et à s'en défaire le plus rapidement possible quand ils n'auront pas pû l'éviter.

I. - Le Paludisme en Corse

Le paludisme est une maladie endémo-épidémique extrêmement répandue à la surface du globe caractérisée par la présence dans le sang de parasites spécifiques appelés hématozoaires de Laveran, du nom de celui qui les découvrit en 1880.

C'est une affection essentiellement protéiforme mais qui se manifeste le plus souvent par des accès de fièvre intermittente revêtant le type quotidien, tierce ou quarte et présentant généralement les trois stades successifs classiques : frisson, chaleur, sueur. C'est même à la présence presque constante du stade de frisson qu'il faut attribuer l'appellation de « freddi » par laquelle le paludisme est souvent désigné dans le pays.

Le paludisme sévit avec une intensité variable dans toutes les régions plates de la Corse ; mais c'est sur la côte orientale, bordée sur toute son étendue d'étangs et de marais, qu'il exerce ses plus grands ravages. De Bastia à Bonifacio toute la plaine est insalubre sur une longueur de 150 kilomètres et sur une largeur variant de 6 à 20 kilomètres.

« L'infection remonte assez haut le long des principaux cours d'eau de ces versants » (M. LEGER). C'est ainsi que les vallées du Golo et du Tavignano, pour ne citer que les plus importantes, sont malsaines jusqu'à 30 et 40 kilomètres à l'intérieur des terres.

D'après Leger, Corte lui-même, situé pourtant au cœur de l'île et à près de 500 mètres d'altitude, ne serait pas indemne.

Sur la côte ouest beaucoup plus accidentée le paludisme n'existe qu'à l'embouchure des rivières et au fond des plus importantes vallées. Citons entre autres :

l'Aliso (Saint-Florent), l'Ostriconi, la Ficarella (Calvi), la Gravone (Ajaccio), le Taravo (Porto-Pollo), le Liamone.

Dans ces régions de la Corse le paludisme sévit principalement de Juin à Novembre avec un maximum d'intensité pour les mois d'août, de septembre et d'octobre.

Sur 384 cas de fièvre palustre constatés à l'Hôpital Civil de Bastia de 1903 à 1912 voici la répartition par mois :

Janvier	19 cas	Juillet	39 cas
Février	13	Août	53
Mars	10	Septembre ..	65
Avril	24	Octobre	64
Mai	22	Novembre ...	37
Juin	23	Décembre ...	15

La maladie revêt les formes les plus diverses. A côté des accès intermittents simples qui constituent la grande majorité des cas il n'est pas rare d'observer des accidents pernicieux de la plus grande gravité et quelquefois mortels.

II. – Etiologie du Paludisme

La question de l'étiologie du paludisme est une de celles qui ont le plus préoccupé les hygiénistes du monde entier. Mais, malgré les recherches sans nombre dont elle a été longtemps l'objet, ce n'est que depuis une quinzaine d'années qu'elle est complètement élucidée.

Déjà en 1880, Laveran avait pu démontrer que dans le sang de tous les individus infectés de paludisme existait un parasite microscopique spécial nommé par lui hématozoaire.

Ce parasite se montre au microscope sous des aspects variables suivant le type de fièvre présenté par les malades dont on examine le sang.

Il n'entre pas dans le cadre restreint
de ce travail de faire une description dé-
taillée de l'hématozoaire et de ses diverses formes. Ce qu'il importe de savoir
c'est qu'il existe des éléments asexués ou
schizontes et des éléments sexués ou gamètes.

Le parasite vit dans le sang de l'homme. Il pénètre dans les globules rouges
et se nourrit à leurs dépens. Il se déve-
loppe rapidement et lorsqu'il a atteint
une certaine dimension il se divise par
simple segmentation en un nombre variable de parasites plus petits ou mérozoï-
tes qui deviennent libres et envahissent
à leur tour d'autres globules.

Chaque accès de fièvre coïncide avec
une nouvelle génération de ces mérozoï-
tes dans le sang et suivant que ces gé-
nérations se répètent tous les jours, tous
les deux jours ou tous les trois jours la
fièvre intermittente revêt le type quotidien, tierce ou quarte.

Ces phases successives de l'évolution

du parasite dans le sang de l'homme
constituent ce que l'on a appelé le **cycle
endogène asexué** de l'hématozoaire du paludisme.

Grâce à cette géniale découverte de Laveran le problème de l'étioïogie du paludisme était considérablement simplifié,
mais il était encore loin d'être résolu.

Il restait à se demander en effet sous
quelle forme le parasite existait dans ïe
milieu extérieur et comment il pouvait
pénétrer dans le sang de l'homme pour
y déterminer les phénomènes morbides
qui caractérisent le paludisme.

La réponse se fit longtemps attendre.
Les hypothèses les plus variées furent
émises. Successivement on incrimina
l'eau de boisson, l'air chargé de miasmes
délétères qui se dégagent des marécages,
les brouillards qui s'élèvent le matin au-dessus des régions malsaines, le terrain.
Mais, malgré ïes recherches les plus minutieuses la présence de l'hématozoaire
ne pût être décelée dans ces divers milieux.

Néanmoins, à défaut de données plus précises, le paludisme continua à être considéré comme une affection d'origine miasmatique.

La véritable solution fut entrevue par Laveran en 1884 (1), lorsque dans son traité des fièvres palustres il émit l'opinion que les moustiques pourraient bien être les agents inoculateurs du parasite paludique à l'homme.

Quelques années plus tard, en 1891, à la suite des travaux de P. Manson sur la transmission de la Filaire du sang à l'homme par l'intermédiaire des moustiques, Laveran insista de nouveau sur le rôle probable joué par ces insectes dans la propagation du paludisme.

Mais c'est seulement en 1898, après plusieurs années de patientes et remarquables recherches, que le médecin anglais Ronald Ross pût apporter la dé-

---

(1) A. Laveran. — Traité des fièvres palustres — 1884.

monstration scientifique et irréfutable de
ce que Laveran avait pressenti.

De ces recherches de R. Ross, complé-
tées par celles des médecins Italiens Gras-
si, Bignami et Bastianelli, il résulte manifestement que non seulement ce sont
les moustiques qui inoculent à l'homme
l'hématozoaire du paludisme, mais aussi
que ces moustiques inoculateurs appar-
tiennent exclusivement au genre Anophèle et que de plus, le parasite accomplit
dans le corps de ces culicides une partie de son évolution.

La façon dont se fait cette transmission
du germe du paludisme à l'homme par
l'anophèle a pû être étudiée de très près.

Un anophèle suce du sang d'un homme
atteint de paludisme et absorbe en même
temps des parasites parmi lesquels se
trouvent des éléments sexués ou gamètes
comprenant des mâles et des femelles.
Dans l'estomac du culicide la féconda-
tion se produit. L'élément mâle ou micro-
gamètocyte émet un certain nombre de

flagelles ou microgamètes qui se détachent
et se dirigent vers les éléments femelles ou
macrogamètes qu'ils pénètrent. L'élément
fécondé ou cokinète devient mobile et ne
tarde pas à s'introduire dans la paroi du
tube digestif de l'insecte où il s'arrête et
s'enkyste sous le nom de zygote. Celui-ci
grossit et se divise en une multitude de
corpuscules fusiformes appelés sporozoïtes. Tous les sporozoïtes sont contenus
dans un kyste, qui a un moment donné se
déchire laissant échapper son contenu
dans la cavité générale de l'anophèle. Les
sporozoïtes arrivent ainsi dans les glandes
salivaires de l'insecte et sont injectés avec
la salive au moment de la piqûre. Parve-
nus dans les vaisseaux sanguins de l'homme ils pénètrent les globules rouges et le
cycle recommence (1).

Ces phases successives de l'évolution

---

(1) Cette description est empruntée en partie à **Marchoux** in-Traité de pathologie exo-
tique de **Grall et Clarac,** tome I, Paris, Bail-
lière, 1910.

du parasite dans le corps de l'anophèle constituent ce que l'on a appelé le **cycle exogène sexué** de l'hématozoaire du paludisme.

Le mode de propagation du paludisme devient dès lors facile à expliquer : « Les malades qui n'ont pu se débarrasser de leur fièvre d'été conservent tout l'hiver dans leur sang des parasites qui s'y reproduisent par simple segmentation (cycle endogène asexué) ; l'été suivant, les anophèles en piquant ces individus absorbent en même temps que des schizontes des gamètes qui subissent dans le corps des insectes une seconde évolution (cycle exogène sexué) puis ils inoculent d'autres individus et ainsi de suite — autrement dit le parasite n'est libre à aucune époque de son existence. Il passe de l'homme qui est son hôte perpétuel et définitif au moustique qui est son hôte transitoire et vice-versa. » (BATTESTI) (1).

(1) F. Battesti. — La nouvelle étiologie du paludisme — Bastia 1902.

Ce rôle très spécial joué par les anophèles dans la genèse du paludisme a été
confirmé dans la pratique par tout une
série d'observations et d'expériences qu'il
serait trop long de rapporter ici et qui
constituent de véritables preuves scientifiques.

De ces observations et expériences il résulte manifestement :

1° Que les personnes qui séjournent en
pays palustre ne prennent pas la fièvre
quand elles sont mises à l'abri de la piqûre des moustiques.

2° Qu'il suffit de détruire ces insectes
pour assainir complètement une localité.

3° Qu'on trouve des anophèles partout
où le paludisme est endémique et que
jusqu'à présent on n'a pu signaler une
seule exception à cette règle.

4° Que des individus sains, habitant
des régions très salubres, soumis à la piqûre d'anophèles ayant préalablement
sucé le sang de sujets paludiques, pré-
sentent au bout de 10 à 12 jours les

symptômes caractéristiques de l'infection palustre ; résultat qui n'a jamais pû être obtenu avec des moustiques autres que les anophèles.

Il est donc rigoureusement démontré que non seulement la transmission du paludisme se fait uniquement par l'intermédiaire des moustiques, mais aussi que les anophèles sont vraisemblablement les agents nécessaires de cette transmission.

**

En Corse l'anophèle vecteur de l'hématozoaire   est **Anophèles maculipennis.** Il pullule dans les régions insalubres et sa présence a été constatée dans toutes les localités où le paludisme sévit   à l'état endémique.

Il est indispensable d'apprendre à   le reconnaître et surtout de savoir le distinguer des cousins vulgaires ou culex qui sont très nombreux en Corse et qui n'ont

aucun rôle dans la transmission de la maladie.

Cette distinction est facile et repose sur
quatre caractères principaux :

1° **Anophèles maculipennis,** ainsi que
son nom l'indique, présente sur chacune
de ses deux ailes quatre taches caractéristiques, dues à l'accumulation des squa-
mettes et situées sur la partie médiane de
l'aile (fig. 1).

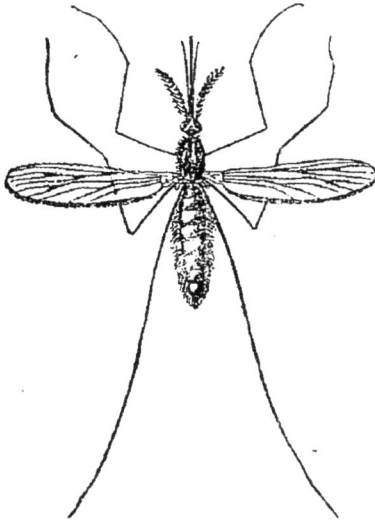

Fig. 1. — Anophèles maculipennis (femelle).

Les ailes du culex au contraire, sauf des exceptions très rares, ne portent pas de taches. Elles paraissent claires et transparentes quand l'insecte est posé tandis que celles de l'anophèle paraissent noires.

2° **Anophèles maculipennis** se pose en formant avec la paroi un angle ouvert d'environ 45 degrés.

Le culex, lui, se pose parallèlement à la paroi (fig. 2).

3° **Anophèles maculipennis** posé contre un mur à l'aspect d'une épine obliquement plantée dans le mur ; les appendices céphaliques sont dans le prolongement de l'axe du corps.

Le culex au contraire a l'aspect bossu, la tête s'enfonçant sous le thorax, (fig. 2).

4° Les appendices céphaliques de **Anophèles maculipennis** forment un bouquet avec cinq tiges de longueur sensiblement égale : la trompe ou proboscide, les deux palpes et les deux antennes.

Ceux du culex femelle sont plus divergents et les palpes sont très courtes par

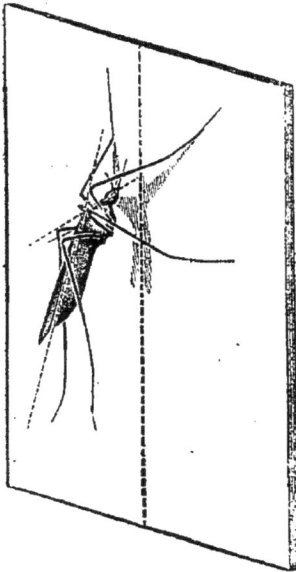

Comment se pose
Anophèles maculipennis sur un
mur vertical.

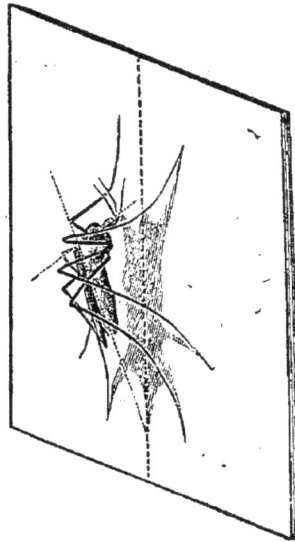

Comment se pose
le Culex.

Fig. 2.

rapport à la trompe et aux antennes,
(fig. 3).

Ce dernier caractère différentiel est mieux visible à la loupe.

Anophèles maculipennis a des mœurs qu'il importe de bien connaître si l'on veut instituer contre lui une défense méthodique et efficace.

La femelle seule pique l'homme. Le mâ-

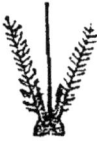

Tête de Culex femelle.

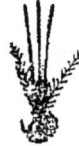

Tête de **Anophèles maculipennis** femelle.

Fig. 3.

le se nourrit du suc des fleurs et est facilement reconnaissable à ses antennes plumeuses.

Comme la plupart des moustiques l'anophèle fuit la lumière et le soleil. Pendant le jour il se cache dans les coins sombres des habitations, dans les caves, dans les écuries. On le trouve accolé aux plafonds et aux murs des chambres à coucher se dissimulant dans les encoignures.

Il recherche l'ombre des arbres. L'eucalyptus lui-même auquel on a attribué pendant longtemps des propriétés culicifuges lui sert souvent d'abri (1).

La nuit venue il quitte sa cachette et se met en campagne. Il est moins bruyant que le culex et sa piqûre est moins vive.

Son rayon d'action est assez faible. On peut admettre que dans le sens horizontal les anophèles s'écartent rarement par leurs propres moyens de plus de mille mètres de leurs gîtes d'origine.

Dans le sens vertical leur vol est encore plus limité.

Mais ils peuvent être transportés à de grandes distances par des wagons de chemin de fer, par des voitures chargées de paille ou de fourrages.

---

(1) F. Battesti. — Observations sur le paludisme en Corse — Bastia, 1901.

On sait que les moustiques ne peuvent se reproduire sans eau stagnante. A l'inverse des culex qui pondent dans les eaux très souillées même par le savon, l'urine et les matières fécales, les anophèles recherchent pour pondre les mares naturelles contenant une eau pure et claire et garnies de plantes aquatiques.

Chaque ponte comprend 250 à 400 œufs qui au bout de huit heures donnent naissance à autant de larves. Ces larves deviennent pupes ou nymphes vers le quinzième jour et insectes ailés deux à cinq jours après.

Les œufs d'anophèles se distinguent aisément des œufs de culex. Les premiers ont une forme elliptique et sont déposés isolément à la surface de l'eau tantôt en trainées irrégulières, tantôt en étoiles.

Les seconds, de forme ovalaire, sont accolés les uns aux autres et constituent à la surface de l'eau une espèce de nacelle ou de radeau.

De même les larves des anophèles et celles des culex diffèrent très sensiblement les unes des autres. Pour bien les distinguer il faut les observer au moment où elles montent respirer à la surface de

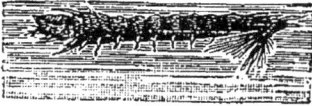

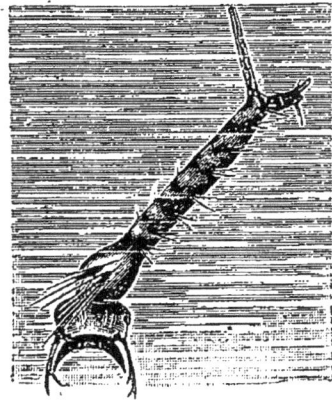

Larve d'Anophèle.   Larve de Culex.

Fig. 4.

l'eau. Tandis que la larve du culex se tient obliquement, la tête en bas, afin de permettre à l'orifice de son long syphon respiratoire d'affleurer la surface de l'eau, celle de l'anophèle dont le syphon respiratoire est très court se tient horizontalement à la surface de l'eau (fig. 4).

Enfin comme la grande majorité des moustiques, **Anophèles maculipennis** ne pond pas dans l'eau salée car ses œufs ne s'y développeraient pas. C'est ainsi que dans l'étang de Biguglia dont le degré moyen de salure se rapproche de celui de l'eau de mer on n'a jamais pu trouver de larves de moustiques d'aucune sorte.

Cette constatation a une très grande importance au point de vue de la prophylaxie du paludisme en Corse.

Elle prouve en effet qu'un des moyens les plus sûrs d'assainir les nombreux étangs qui bordent la côte orientale est d'augmenter le degré de salure de leurs eaux en leur assurant une communication large et constante avec la mer.

III. - Prophylaxie
du Paludisme

La cause du paludisme et son mode de propagation étant aujourd'hui connus, la lutte contre cette affection peut et doit être avant tout préventive ; il s'agit, non seulement, de combattre les accès de fièvre lorsqu'ils se manifestent, mais de les empêcher de se produire.

Il faut donc, autant que possible, éviter la propagation du paludisme ; nous connaissons le rôle actif et unique du moustique dans cette propagation et nous pouvons dire que **sans anophèles, pas de malaria.** Donc le but à atteindre est de défendre l'individu, qu'il soit sain ou ma-

lade, contre la piqûre du moustique et
d'empêcher les larves de se développer
et de devenir anophèles.

La prophylaxie du paludisme consiste-
ra donc selon la formule de Laveran :

1° à détruire les moustiques propaga-
teurs de l'hématozoaire de Laveran c'est-
à-dire à supprimer la transmission (prophylaxie culicifuge).

2° à protéger les habitants contre les
piqûres des moustiques.

3° à guérir tous les malades atteints
de paludisme c'est-à-dire tous les porteurs
de germes, ce qui équivaut à la suppression du réservoir de virus ; de la sorte
les anophèles, ne trouvant plus de sujets
contaminés, ne pourront plus s'infecter
et transmettre la maladie aux personnes
saines (prophylaxie spécifique).

4° à faire de la prophylaxie hygiénique.

1° **Prophylaxie culicifuge.** — Elle a
pour but de défendre l'homme contre la
piqûre du moustique et elle offre une
certaine difficulté, car elle comprend la
destruction de l'anophèle à l'état larvaire
et à l'état d'insecte ailé.

Les moyens pratiques dont nous dispo-
sons en Corse pour obtenir la destruction
des larves d'anophèles sont, tout d'abord,
la suppression de toutes les collections
d'eau stagnante ; c'est en effet, non pas
dans les étangs ou dans les grands marais, mais dans les petites flaques d'eau
que se reproduisent les culicides.

Au Domaine National de Casabianda,
l'état sanitaire s'est amélioré sensiblement dès qu'on a comblé l'étang de Zi-
glione (45 hectares) et les petits marais
de « Teppe-Rosse » et de « Leticatticcio ».

On commence donc par dessécher les
marais pour faire disparaître toutes les
eaux stagnantes, puis les flaques d'eau
qui persistent seront traitées par le pétrole qui est la substance de choix pour

la destruction des larves d'anophèles ;
on jette du pétrole tous les dix ou quinze
jours si l'on veut obtenir un bon résultat ; l'huile de pétrole doit s'étaler en
couche très mince à la surface de l'eau et
être employée dans les proportions de dix
centimètres cubes par mètre carré de surface liquide.

Outre les petits marais et les différentes
collections d'eau stagnante, il ne faut pas
oublier de surveiller les baquets, les ton-
neaux, les vieux puits, les débris de vais-
selle, les tessons de bouteilles, les creux
des troncs d'arbres, les gouttières des
toits ; les larves des culicides peuvent se
développer partout ; il faut les attaquer
là où on les craint et les détruire à l'é-
tat embryonnaire.

Au mois de Mai 1912, nous avions constaté à la gare de Casamozza plusieurs cas
de fièvres palustres ; des agents de la
Compagnie des chemins de fer, des ouvriers de l'usine de Casamozza, des habitants de la localité avaient été atteints.

Nous nous rendîmes avec le docteur Leger
dans la région et après de patientes recherches, on découvrit derrière le château
d'eau de la gare, caché par une touffe
de ronces, un vieux tonneau, en partie
rempli d'eau, où se trouvaient des milliers
de larves d'anophèles. On s'empressa de
détruire ce foyer de malaria.

En Juillet 1913, à la gare de Borgo et
de Furiani, des cas de paludisme éclatè-
rent ; une visite sur les lieux, avec le
docteur Leger, nous fit constater dans les
citernes, de véritables nids de larves de
moustiques. Monsieur le Directeur de la
Compagnie des Chemins de fer informé
ordonna de suite la couverture de tous ces
puits et les deux gares furent rapidement
débarrassées des anophèles.

Un mode de destruction des larves de
moustiques qu'on pourrait utiliser en Corse, c'est l'entretien de poissons dans les
pièces d'eau ; les poissons passent pour
détruire des quantités de larves.

Mais, malgré une lutte même intelli-

gemment organisée, les culicides arrivent
souvent à l'état d'insectes ailés ; c'est
alors, bien que la tâche soit plus difficile, qu'il est aussi important de les détruire (1). Pour cela, il faut un personnel dévoué, dirigé par des sujets compé-
tents c'est-à-dire en état de rechercher
les gîtes des anophèles, de reconnaître le
moustique à l'état larvaire et à l'état ailé et de distinguer l'anophèle d'avec le
culex.

Les photographies qui sont reproduites
au chapitre de l'étiologie aideront à faire
cette reconnaissance et cette distinction.

---

(1) On installe actuellement au Domaine
de Casabianda et à l'étang de Biguglia des
voilières pour chauve-souris ; ces animaux
auraient la propriété de dévorer de grandes
quantités de moustiques.

2° **Protection des habitants contre les piqûres des moustiques, vecteurs de l'hématozoaire de Laveran.** —

L'action destructive que nous avons contre les insectes ailés est bien réduite. Elle ne donne de résultats appréciables que si l'on dispose de sommes considérables comme à Ismalia, où l'expérience a été concluante et couronnée de succès (1). Malheureusement nous n'avons pas en Corse les ressources de la Compagnie du Canal de Suez.

Ce qui nous manque aussi, c'est le droit de pénétrer dans les dépendances des habitations pour s'assurer qu'elles n'abritent pas de gîtes de moustiques ; au Sénégal (Laveran), le personnel du service d'hygiène a été investi de ce droit.

Pour détruire les moustiques dans un appartement, dans une chambre, dans un espace clos, on a tour à tour employé les

---

(1) Docteur Pressat : Le Paludisme et les Moustiques, 1905.

fumigations, les pommades, les fumées diverses.

Parmi les substances expérimentées, les plus efficaces sont le soufre, la poudre de pyrethre, le tabac.

L'acide sulfureux produit par la combustion du soufre a une action rapide et certaine mais son application n'est pas à la portée de tout le monde et rend l'appartement inhabitable.

Les fumigations de poudre de Pyrethre, de fidibus ou de tabac sont désagréables pour le moustique mais aussi pour l'homme ; d'ailleurs tous ces procédés ne donnent qu'un résultat médiocre.

E. Buck conseille, pour se préserver des piqûres des moustiques, de se lotionner le corps, avant de se coucher, avec une solution saturée de thymol dans l'alcool.

Mais la meilleure défense contre les piqûres des moustiques est encore l'emploi de la moustiquaire, en usage depuis longtemps dans tous les pays chauds. La

moustiquaire a un double but ; elle pro-
tège les personnes saines contre les **piqû**-
res des anophèles et elle empêche les insectes de s'infecter en suçant le sang des
paludéens. Aussi dans les régions palustres, on dit communément qu'il' vaut
mieux avoir une moustiquaire sans lit,
qu'un lit sans moustiquaire.

En 1905, M. Laveran fit avec le regretté docteur Félix Battesti, président de la
Ligue Corse cointre le Paludisme, l'expérience suivante : dans une localité de
l'Ile où chaque année les moissonneurs
s'infectaient de paludisme, une grande
moustiquaire démontable. en toile métal-
lique fut installée en plein air et aucun
des moissonneurs, qui couchèrent sous
cette moustiquaire, ne contracta la fièvre,
bien qu'ils n'eussent pas pris de quinine
pour se préserver.

Mais il serait bien entendu très **diffi**-
cile, dit Laveran, de protéger ainsi tous
les travailleurs, surtout pendant l'exécu-
tion des grands travaux (construction de

la ligne du chemin de fer, travaux d'assainissement) ; la meilleure mesure à prendre, pendant la saison insalubre, consisterait à transporter le soir les travailleurs dans une localité élevée, saine et à ne les ramener le matin sur les chantiers qu'après le lever du soleil. Mais la protection mécanique sera indispensable pour toutes les personnes qui devront passer la nuit sur les chantiers ou à proximité.

On a tellement compris l'utilité de cette prophylaxie défensive que dans beaucoup de gares du réseau de la Corse, les employés de la Compagnie des chemins de fer, ont, dès le début de l'ouverture de la voie ferrée, placé des moustiquaires dans leurs chambres à coucher. Au Domaine de Casabianda, les employés utilisent aussi depuis longtemps ce moyen de défense contre les moustiques. Ajoutons que M. le Directeur de la Compagnie des chemins de fer et M. l'Ingénieur des Ponts et Chaussées ont, dans les gares et au Domaine National, protégé les habitations

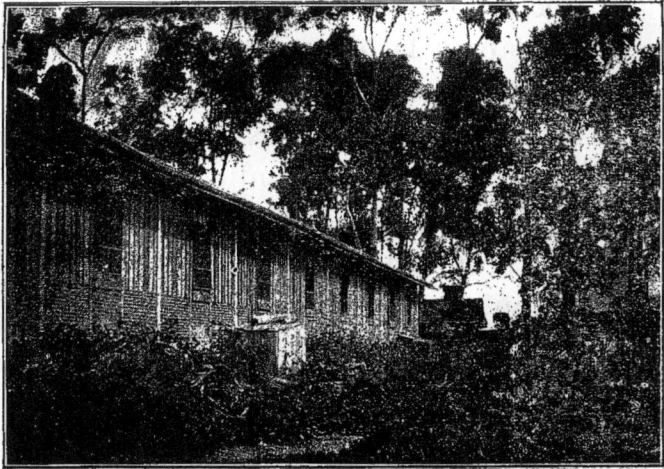
Habitations d'ouvriers du Domaine National de Casabianda dont les fenêtres sont protégées par des toiles métalliques.

de leur personnel par l'emploi de toiles métalliques aux fenêtres.

Cette prophylaxie collective rend de réels services, mais souvent elle n'est pas efficace, car elle n'est pas faite d'une façon méthodique ; en outre elle a besoin d'être surveillée, comme dit Laveran, par des personnes soigneuses et assez instruites pour comprendre la nécessité de cette surveillance.

L'administration des douanes en Corse a adopté aussi une protection mécanique pour son personnel qui est obligé, comme on le sait, de rester la nuit en plein air, particulièrement sur la côte orientale. Il est un fait avéré, c'est que les anophèles piquent le soir et pendant la nuit ; M. le directeur des douanes donne donc aux douaniers qui se rendent dans les localités insalubres une moustiquaire portative. Le modèle de cette moustiquaire éminemment pratique et ingénieux nous a été fourni par M. le docteur Leger ; nous en reproduisons ci-con-

tre la figure. D'un emploi et d'un trans-
port des plus faciles, (elle ne pèse que
530 grammes), elle permet à l'agent qui
n'est pas de service de prendre un repos
réparateur à l'abri des piqûres de moustiques et sans avoir à redouter l'infection
palustre.

La prophylaxie par les toiles métalliques, par les moustiquaires en tulle, vul-
garisée par l'administration des Ponts et
Chaussées, par la direction des chemins
de fer, par l'administration des douanes
et par la Ligue Corse contre le Paludisme, mérite de nouveaux encouragements ;
mais elle exige une attention constante
et, avec le docteur Leger, nous recon-
naissons que l'instruction du paysan Corse est, à ce point de vue, insuffisante.

Nous nous efforcerons de compléter cette instruction et de faire comprendre,
dans les milieux ouvriers, tout l'intérêt
qui s'attache à la lutte entreprise contre
les moustiques, véritables agents de propagation du paludisme.

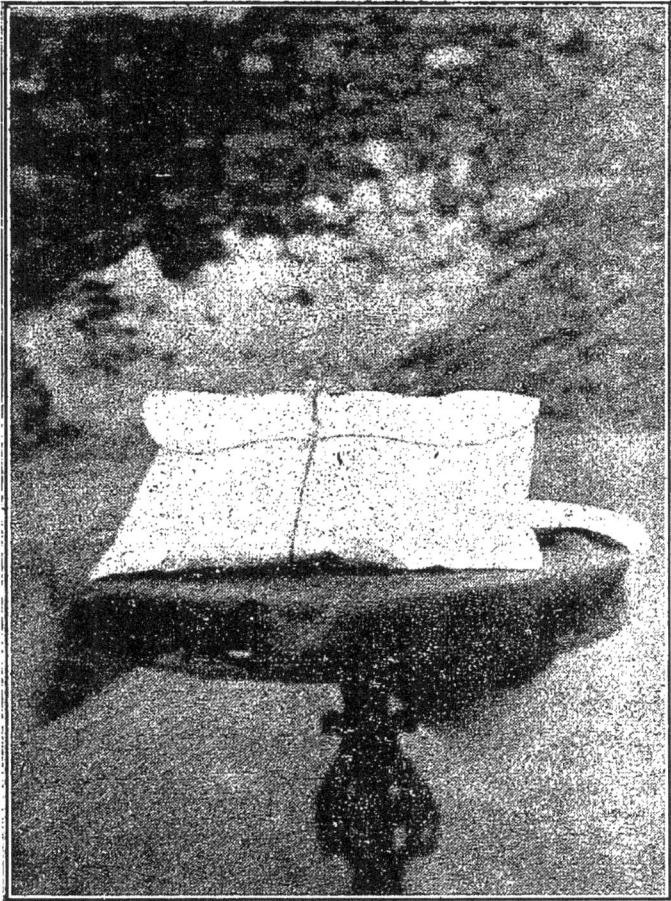

Moustiquaire des agents de la douane pliée
et placée dans son enveloppe.

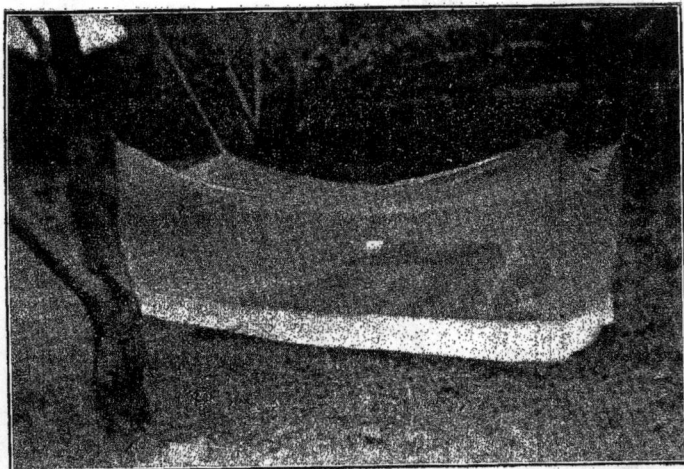

La même moustiquaire suspendue a des arbres et abritant une personne dans les plaines de la côte orientale.

3° **Prophylaxie thérapeutique. — Traitement préventif par la Quinine (Quininisation).**

Guérir tous les paludéens serait la plus
sûre des prophylaxies ; de la sorte, les
moustiques ne s'infecteraient plus en piquant les individus contaminés.

Pour opérer cette guérison, nous avons
un spécifique incontestable, la quinine, Le
rôle préventif de ce médicament a été bien
établi par Laveran (1) qui a noté d'une
façon précise ses indications et son mode
d'administration. En parlant du **traitement** du paludisme, nous fixerons la dose
de quinine qu'il importe d'employer soit
préventivement soit pendant **les accès.**
Ce que nous pouvons dire déjà, c'est que
le paludisme doit être soigné longtemps,
pendant trois à quatre mois consécutifs,
si on veut s'en débarrasser avec certitude.

De plus, lorsqu'on se trouve dans une

---

(1) A. Laveran : Traité du Paludisme, 1907.

contrée malsaine, quelle que soit l'affection (pulmonaire, intestinale ou autre),
que l'on ait à combattre, il ne faut pas
oublier que tout en traitant la maladie
ou en soignant l'organe atteint, on doit
aussi s'adresser au terrain du malade
qui est toujours paludéen et administrer
de la quinine.

Dans les régions paludéennes, le paludisme se greffe presque toujours sur les
affections d'une certaine gravité. De même, à la suite d'un traumatisme, il n'est
pas rare de voir se réveiller les accès
palustres.

Pendant longtemps, en Corse, la quinine a été rare ; son prix élevé, sa distribution parcimonieuse mettait l'ouvrier, le
paysan dans l'impossibilité d'en faire un
usage continu. Se produisait-il un accès
paludéen ? Le malade absorbait une certaine dose de quinine pendant la période
fébrile, puis, dès les premières rémissions
de la fièvre, il cessait la médicamentation
faute de médicament et souvent faute

d'argent pour s'en procurer. Aussi, le paludisme ne tardait pas à se manifester de nouveau, il passait à l'état chronique et souvent même on assistait à l'éclosion d'accès pernicieux qui, venant éprouver un sujet intoxiqué, amenaient fréquemment une issue fatale.

Aujourd'hui la quinine est à la portée de toutes les bourses ; la ligue contre le Paludisme a obtenu des prix abordables ; en outre, les diverses administrations, et nous sommes heureux de le constater, la distribuent à leur personnel sans aucune parcimonie.

C'est ainsi que, sur l'intervention de M. le docteur Pitti-Ferrandi, inspecteur départemental d'hygiène, les médecins des services d'assistance reçoivent directement de l'administration préfectorale les quantités de quinine nécessaires au traitement de leurs malades.

M. l'Ingénieur des Ponts et Chaussées, M. le Directeur de la Compagnie des chemins de fer, M. le Directeur des Doua-

nes, les administrateurs des usines de Casamozza, Folelli et Champlan donnent
abondamment de la quinine à tous leurs
agents qui fréquentent les contrées palustres.

En outre, M. le docteur Leger et M. le
docteur Arlo, délégués de l'Institut Pasteur, venus en Corse de Mai à Octobre
1912, en Juillet, Août et Septembre 1913,
ont parcouru les localités insalubres de
la Corse et y ont fait de larges distribu-
tions de dragées de quinine ; ils ont établi des champs de quinisation à Casabianda, à Padulone, à Marghigliani, au Lago,
à Biguglia-village, à Sorbo, à Sainte-Lu-
cie de Mercurio, champs de quinisation
semblables à ceux qui ont été institués
en Algérie par nos distingués confrères
de l'Institut Pasteur d'Alger, les docteurs
Edmont et Etienne Sergent (1). Partout
ils ont obtenu les résultats les plus heu-

(1) Ed. et Et. Sergent : Etude épidémiolo-
gique et prophylactique du paludisme, 1907.

reux qui prouvent qu'on doit avoir toute
confiance dans la prophylaxie du paludisme par la quinisation préventive.

Mais, comme le dit le docteur Leger,
la distribution quotidienne de la quinine
doit être faite, dans les régions malsaines, pendant toute la durée de la mauvaise saison et sous la surveillance d'un
agent consciencieux et intelligent, qui
soit en état de comprendre que le résultat dépend seulement de l'emploi méthodique et continu de ce médicament.

4° Prophylaxie hygiénique. —

L'organisme humain, alors même qu'il
est privé du secours de la médication,
oppose aux envahissements du poison paludéen une résistance plus ou moins éner-
gique, plus ou moins efficace ; il luttera
avec d'autant plus d'avantages qu'il est
placé dans de meilleures conditions gé-
nérales. Les sujets anémiés, surmenés,
mal nourris, deviennent infailliblement
tributaires du paludisme et subissent ses

attaques réitérées et incessantes.

Il est certain que beaucoup de causes, étrangères en apparence au paludisme, exercent une influence favorable ou défavorable sur le développement de cette affection. En général, toute cause débilitante favorise son invasion ; au contraire, toute cause, capable d'accroître la force de résistance de l'individu et le bien-être des collectivités, empêche l'éclosion du paludisme.

Il importe donc de faire de la prophylaxie hygiénique, de la prophylaxie indirecte et de donner aux ouvriers, aux fonctionnaires, appelés à vivre dans les régions dangereuses, le plus de confort possible, afin de faire disparaître ou tout au moins de diminuer leurs chances de contamination.

Nous avons constaté l'influence manifeste de l'habitation sur l'état sanitaire ; les maisons devront être aussi sèches que possible ; on évitera l'humidité ; les

chambres à coucher seront aérées, venti-
lées.

Nous insistons sur la nécessité de prendre une nourriture saine et abondante,
d'éviter les fatigues, les excès de toute
sorte, de s'abstenir des préparations al-
cooliques ; la meilleure boisson est le vin
additionné d'eau aux repas, et, en dehors des repas, le thé, le café froid ou
chaud. Les ouvriers qui s'alimentent bien,
qui n'abusent pas de l'alcool, résistent
généralement mieux à la fièvre, ou tout
au moins n'en subissent que de légères
atteintes dont on a facilement raison ; chez
ceux qui s'adonnent à la boisson, les accès sont plus fréquents et ne cèdent qu'a-
vec difficulté en laissant des lésions chroniques.

Il y a lieu aussi d'adopter, dans nos
régions généralement chaudes, des vête-
ments commodes, capables de protéger le
corps contre les variations atmosphéri-
ques.

Dans les plaines de la Côte Orientale,

à Ghisonaccia, à Aleria, à Bravone, il importe de ne pas rester tête nue au soleil ; cette exposition aux rayons solaires peut réveiller les accidents paludéens.

Il faut aussi éviter avec soin, pendant la saison d'été, de passer la soirée dehors, comme on est tenté de le faire par les fortes températures, car, à partir du coucher du soleil et dès qu'il fait nuit, les moustiques quittent leurs abris diurnes pour piquer et inoculer l'hématozoaire du Paludisme. Pour le même motif, les personnes qui n'y sont pas obligées, ne sortiront le matin qu'après le lever du soleil.

Il importe donc, tout en assurant au personnel ouvrier les meilleures conditions d'existence, de faire son éducation médicale et de lui enseigner les règles d'hygiène concernant l'habitation, l'alimentation, le vêtement et les précautions à prendre que nous venons d'énumérer.

Un autre facteur hygiénique des plus importants dans la lutte contre le palu-

disme, c'est l'adduction d'eau potable.
L'eau joue un grand rôle dans le développement de cette affection ; ce n'est pas
que l'hématozoaire de Laveran soit propagé par les sources impures, c'est seulement parce qu'une eau de mauvaise
qualité, en provoquant des troubles gastro-intestinaux, crée un lien de moindre
résistance dans l'organisme et le met
dans un état de réceptivité favorable à
l'invasion palustre.

On a des exemples frappants de l'influence heureuse d'une eau pure dans
l'assainissement d'une contrée. A Casabianda, l'amenée de l'eau potable a marqué le commencement d'une ère de prospérité dans l'Histoire Médicale du Domaine National (1).

Dans les usines de Folelli, Champian,
Casamozza où travaillent 450 à 500 ou-

(1) Docteur Zuccarelli : Rapport sur la situation sanitaire du Domaine National de
Casabianda, 1907 (Médaille de Bronze de l'Académie de Médecine).

vriers, le paludisme sévissait avec une
certaine intensité, alors que l'approvisionnement de l'eau se faisait dans la
plaine : l'état sanitaire est excellent depuis que cet approvisionnement est demandé journellement à des sources pures
qui jaillissent sur les collines voisines ou
dans les villages environnants qui s'éche-
lonnent à mi-côte.

Le personnel de M. Nègre, actif et intelligent industriel de Marseille, qui ex-
ploite toutes les forêts de chênes-lièges de
la Côte Orientale, était décimé par les
fièvres ; les manifestations du paludisme
se sont amendées ou n'ont plus affecté
qu'une forme bénigne depuis que M. Nègre assure tous les matins à ses ouvriers
une provision d'eau puisée à des sources
réputées dont la pureté ne laisse aucun
doute. Notons que les ouvriers font en
outre de la quinisation préventive.

Aussi nous avons été heureux de constater que nos représentants, après l'avoir
demandé avec insistance, ont obtenu une

canalisation d'eau pure pour toutes les
régions insalubres de l'Ile (1). Cette amenée de l'eau potable peut être considérée
comme le premier stade de l'Assainissement de la Côte Orientale.

A la veille de voir enfin se réaliser le
vaste projet de l'assainissement et celui
de l'achèvement de la voie ferrée, nous
espérons, que les grands travaux qu'ils
nécessitent, seront exécutés par le service des Ponts et Chaussées et par la Compagnie des chemins de fer avec toutes
les mesures prophylactiques que nous préconisons afin d'éviter une recrudescence
de l'endémie palustre.

La prophylaxie paludéenne qui, à
l'heure actuelle, peut être seulement re-
commandée dans les industries particulières, devrait être obligatoire sur les

---

(1) Henri Pierangeli, député : L'Assainissement de la Corse, 1906.

Fernand David, député : Rapport à la
Chambre des députés sur le projet d'Assainissement de la Corse, 1911.

chantiers ouvriers relevant de l'Etat. Les principes hygiéniques qu'elle comporte exigent une réglementation et une application rigoureuses. En préservant la santé des populations, on réduit les causes de déchéance sociale, et on permet à l'ouvrier de donner une somme de travail plus considérable. C'est donc, non seulement le devoir mais l'intérêt de l'Etat et des grandes compagnies de conserver la santé des individus et de supprimer, autant que possible, le paludisme qui est actuellement une maladie réellement évitable.

5° Résultats obtenus par la prophylaxie du paludisme. —

La méthode prophylactique que nous venons d'exposer (mesures antilarvaires, protection mécanique par les moustiquaires, hygiène sévère, quinisation préventive), n'a pas fait disparaître le paludisme de nos régions mais elle a considérablement diminué son évolution. Nous sommes

loin de nos premières constatations fai-
tes en 1895 sur la Côte Orientale ; à ce
moment, la malaria, comme on l'appelait
alors, sévissait avec intensité et la situation sanitaire apparaissait sous le jour le
plus mauvais et le plus inquiétant.

Des cas nombreux, tenaces et aggravés
de sérieuses complications, étaient fréquemment signalés parmi les agents de la
Compagnie des chemins de fer, dans le
corps des douaniers et au Domaine de
Casabianda où nous avons suivi et noté
régulièrement toutes les manifestations
palustres.

C'est alors que la Ligue Corse contre
le Paludisme commence son œuvre ; en
même temps le service des Ponts et Chaussées adopte pour son personnel, spéciale-
ment à Casabianda, les mesures de protection les plus intelligentes, et la Compagnie des chemins de fer ne tarde pas
à mettre en pratique les conseils donnés
par la Ligue.

Les résultats ne se font pas attendre ;

l'état sanitaire se modifie de jour en jour
et, chaque année, nous avons à enregis-
trer des cas moins nombreux de paludisme.

Ce n'est pourtant qu'à partir de 1902
que l'amélioration est réellement sensible
et c'est seulement en 1912 et 1913 que
l'on paraît se rapprocher du but.

Nous avons établi des statistiques rigoureuses afin de suivre pas à pas l'œuvre antipaludique. Nous allons les mettre sous les yeux de nos lecteurs pour
qu'ils puissent, par eux-mêmes, vérifier
nos assertions et éclairer leur religion.

Nous commençons par les constatations
relevées au Domaine National de Casabianda où nous avons étudié de près cha-
cun des cas paludéens qui se sont pro-
duits :

Année 1897-98. — 90 cas de fièvres palustres sur 230 habitants = 39 %
    1899.   — 64   »   »   = 28 %

Amenée d'eau potable au Domaine

Année	cas	habitants	%
1900.	— 36 cas de fièvres palustres sur 230 habitants	= 15 %
1901.	— 16 »	»	= 7 %
1902.	— 8 »	»	= 3 %
1903.	— 14 »	»	= 6 %
1904.	— 17 »	sur 250 habitants	= 7 %
1905.	— 22 »	»	= 9 %
1906.	— 15 »	sur 290 habitants	= 5 %
1907.	— 9 »	258 »	= 3 %
1908.	— 20 »	276 »	= 7 %
1909.	— 36 »	»	= 14,49 %
1910.	— 58 »	255 »	= 22,74 %
1911.	— 50 »	280 »	= 17,85 %
1912.	— 21 »	272 »	= 7,72 %

(Mission du Docteur Leger)

    1913.   — 9 cas de fièvres palustres sur 275 habitants = 3,27 %

(Mission des Docteurs Leger et Arlo.)

Ainsi que nous l'avons fait remarquer, c'est seulement en 1912, que la victoire sur le paludisme est presque remportée alors que le docteur Leger commence la quinisation préventive, quinisation qui fut continuée en 1913 par les docteurs Leger et Arlo. On avait alors au Domaine un agent quinisateur qui s'acquittait consciencieusement de sa tâche sous la surveillance du régisseur ; les résultats obtenus, dit M. Leger, furent tels que les familles des personnes non quininisées d'Aleria et de Cateraggio, constatant la bonne santé de ceux soumis à la prise régulière de quinine, ont fait, par imitation, largement, usage du spécifique que l'administration des Ponts et Chaussées met toujours à leur disposition.

A l'usine de Casamozza, où travaillent en moyenne cent vingt-trois ouvriers, les résultats de la quinisation furent encore plus probants :

Sur 123 ouvriers :
En 1910. — 5 cas de fièvres palustres.
　　1911. — 8　　　　　»
　　1912. — 4　　　　　»
　　1913. — 0　　　　　»

Aux usines de Folelli (quatre-vingt cinq ouvriers), et de Champlan (soixante-dix ouvriers), nous avons eu :

Sur 155 ouvriers :
En 1910. — 7 cas de fièvres palustres.
　　1911. — 10　　　　»
　　1912. — 6　　　　　»
　　1913. — 2　　　　　»

A la Compagnie des chemins de fer, nous n'avons pas pu établir une statistique précise, mais nous pouvons affirmer que, depuis quelques années, les cas de paludisme ont diminué dans des proportions notables ; il en est de même dans la Douane et cela parce que les agents de ces administrations, qui ont tous et à discrétion de la quinine, en font un usage constant toutes les fois que leur ser-

vice les appelle dans les contrées palustres.

Les agents des postes seuls ont été
éprouvés par quelques cas de fièvre, parce que ces agents manquent assez fréquemment de quinine. Mêmes constatations
pour les gendarmes.

La quininisation a aussi donné de bons
résultats dans des villages relativement
élevés, que leur altitude devrait mettre à
l'abri du paludisme, mais dont les habitants s'infectaient en allant travailler à
la plaine. C'est ainsi qu'à Sorbo-Ocagna-
no (350 mètres d'altitude) et à Sainte-
Lucie de Mercurio (800 mètres) où le paludisme atteignait de nombreux sujets,
les cas d'infection ont été très rares en
1913, parce que les cultivateurs, avant de
descendre à la plaine, ont pris, chaque
matin, une dragée de 0,20 centigrammes
de quinine.

Enfin nous avons encore un exemple
frappant de l'influence heureuse de la
quinisation faite sous une direction intel-

ligente, dans le résultat obtenu par M.
François de Bonavita, qui a fait travailler, sans accidents pendant la saison
chaude, une équipe d'ouvriers dans le pe-
tit îlot de l'étang de Biguglia.

Nous ne pouvons nous empêcher de citer en entier cette observation si intéres-
sante rédigée, à notre intention, par M.
François de Bonavita lui-même.

« Du 9 Juin au 14 Août dernier, dit-il,
soit pendant une période ininterrompue
de soixante-sept jours, j'ai employé une
équipe composée de maître-maçons et de
manœuvres, en tout un personnel de qua-
torze ouvriers, aux travaux de restaura-
tion des bâtiments affectés aux pêcheries
de l'étang de Biguglia.

Il est à remarquer :

1° Que les bâtiments en question sont
édifiés sur un îlot qui est lui-même situé
au milieu de cet étang.

2° Que les travaux ont été exécutés

durant la période de la canicule, pénible
entre toutes, et dans une ambiance rendue
plus dangereuse encore par la sécheresse
excessive qui a sévi pendant tout l'été de
1913 et qui a eu pour effet de mettre à
découvert les vases des terrains environnants.

3° Que les ouvriers faisaient en outre,
tous les jours, une sieste de plus d'une
heure après leur repas, ce qui est considéré comme dangereux dans les régions
palustres.

Grâce à la quinine de la Ligue Antipaludique que le service d'hygiène avait
mise obligeamment à ma disposition et
dont j'ai scrupuleusement surveillé l'emploi à raison d'une dragée par homme et
par jour prise tous les matins à la première heure, nos ouvriers ont pu mener
leur tâche à bonne fin sans jamais se
ressentir de la malaria.

Une seule fois, j'ai constaté chez l'un
d'eux des signes de malaise, inappétence,

migraine, facies terreux ; interrogé par
moi, cet ouvrier m'avoua qu'il avait en-
freint l'a consigne et que, depuis trois
jours, il avait négligé de prendre sa quinine.

Je lui fis quitter le travail et après un
repos de quatre à cinq jours pendant lesquels je lui avais doublé sa dose de dra-
ées, il me revenait complètement guéri. »

Il est donc certain que des résultats
ont été acquis par la prophylaxie palustre
et que les moyens que nous venons de
préconiser (destruction des larves, protection mécanique, hygiène sévère, quininisation préventive), ont concouru à les ame-
ner.

Mais le rôle de la quininisation nous paraît avoir été prépondérant et nous devons retenir son importance capitale pour
fixer notre règle de conduite. La méthode est d'autant plus recommandable
qu'elle est facile et à la portée de tout le
monde. Tous ne peuvent pas avoir une
moustiquaire, mais tous peuvent prendre

le matin, en se rendant au travail, une dose de quinine, qui, si elle est quotidienne et méthodique, produira un effet certain.

IV. - Traitement

Le spécifique incontestable et incontesté de la fièvre paludéenne est la quinine ; il faut, dit Laveran, avoir observé l'action des sels de quinine sur des malades atteints de fièvres palustres graves, compliquées d'accidents pernicieux, pour se faire une juste idée des services que rend la quinine dans **le traitement du paludisme**.

En général, avant d'instituer un traitement spécifique nous faisons, dans le laboratoire de M. Gentil, pharmacien, la recherche de l'hématozoaire de Laveran.

Autrefois le sulfate de quinine était le sel de quinine le plus employé ; actuellement on lui préfère le chlorhydrate qui contient 81 % de quinine tandis que la sulfate neutre n'en renferme que 59 %.

La quinine est administrée en Corse en cachets, en pilules, en comprimés, en dragées, en solution concentrée, en chocolatines et en injections hypodermiques.

Il est certain que les cachets de pain azyme s'avalent facilement et doivent être souvent préférés dans les formes bénignes.

Les pilules, parfois, traversent le tube digestif sans se dissoudre et par suite sans produire aucun effet ; pourtant certaines préparations pilulaires nous ont donné des résultats heureux, surtout dans les formes chroniques. Ces pilules, appelées pilules anti-malariques, sont composées de : quinine, fer, arsenic, valériane, gentiane, extrait de quinquina ; elles sont facilement absorbées et facilement digérées.

Les comprimés de chlorhydrate de quinine ne nous paraissent pas avoir une action certaine et suffisante ; nous avons

souvent constaté, soit au Domaine de Casabianda, soit dans le corps de la Douane, soit à la Compagnie des chemins de
fer, que les comprimés n'étaient nulle-
ment dissous dans le tube digestif ; aussi nous avons été heureux de les rempla-
cer par les dragées de chlorydrate de
quinine du service antipaludique. Ces dragées, que nous avons employées sur les
conseils du docteur Leger, sont facilement
avalées et leur usage est accepté par tous
les paludéens de la Côte Orientale. Nous
les utilisons souvent pour l'administration
des sels de quinine. D'ailleurs l'assistance
médicale gratuite a adopté cette forme
d'administration de la quinine.

Il nous est parfois difficile, en Corse,
de prescrire la quinine dans certains milieux où l'on est convaincu que ce traitement a une action désastreuse ; les complications produites par les fièvres lui
sont à tort attribuées. Dans ces circons-
tances particulières, nous ordonnons alors
des préparations spéciales à base de gen-

tiane et de quinquina, mais dans lesquelles nous ajoutons une forte dose de chlorydrate de quinine. Voici la formule généralement adoptée :

```
Sirop de Gentiane ....... 250 grammes
Sirop de Quinquina ..... 250    »
Chlorhydrate de Quinine.   5    »
```

à prendre, par verre à liqueur, au moment des repas. On donne le nom de fébrifuges à ces préparations qui produisent des résultats certains et rapides, surtout si le malade a un bon estomac.

Nous avons aussi fréquemment recours aux chocolatines, principalement pour les enfants ; ces chocolatines, à base de tannate de quinine, sont très bien acceptées et nous permettent, dans beaucoup de cas, de soigner des petits malades rebelles à tout traitement quinique.

Dans notre clientèle où nous avons de nombreux accès palustres chez les enfants; la chocolatine est pour nous un médicament précieux.

Nous n'employons pour ainsi dire jamais les lavements et les suppositoires à la quinine ; nous leur préférons surtout s'il y a troubles gastro-intestinaux, vomissements, diarrhée, ou intolérance des préparations quiniques, les injections intra-musculaires. Ce traitement a toujours été pour nous le traitement de choix c'est-à-dire le plus sûr, le plus efficace, le plus rapide.

Nous ajouterons que l'injection hypodermique n'a même pas, comme on le dit communément, l'inconvénient d'être douloureuse ; en tout cas la douleur qu'elle produit est bien passagère et bien insignifiante. Quoiqu'il en soit, toutes les fois que des accès palustres résistent au traitement rationnel par les dragées, les solutions fébrifuges, nous avons recours aux injections sous-cutanées ; nous faisons usage d'ampoules stérilisées de 0,50 centigrammes de Bichlorydrate de quinine. Parfois même, dans les cas graves, nous injectons deux ampoules en même temps.

Nous avons eu l'occasion d'employer les doses les plus fortes au Domaine National de Casabianda ; dans un cas d'accès pernicieux algide que nous allons décrire, nous avons, dans l'espace de douze heures, injecté jusqu'à trois grammes de Bichlorhydrate de quinine.

Arrivé à sept heures du soir, nous nous sommes trouvé en présence d'un malade, fonctionnaire du Domaine, qui avait une température axillaire de 40°, 8 avec des vomissements continus, refroidissement des membres, sueurs profuses et visqueuses ; nous pratiquons de suite une première injection de un gramme de Bichlorhydrate de quinine (deux ampoules stérilisées de 0,50 centigrammes) et en même temps une injection de cinq centigrammes de sulfate de spartéine pour soutenir les fonctions cardiaques. A onze heures du soir, la température qui avait fléchi à 38,8, remonte à 39,5 ; deuxième injection de un gramme de quinine et de cinq centigrammes de spartéine. Les vo-

missements cessent, le pouls se relève,
l'état général du malade devient meilleur.
A quatre heures du matin, la température est de 37,8, mais à sept heures, le
thermomètre accuse 38°,2 ; nous craignons une nouvelle recrudescence de la
fièvre et nous injectons une troisième dose
de un gramme de quinine. Cette fois la
défervescence fut définitive ; le malade,
complètement guéri, n'a jamais depuis
cette époque subi une seule rechute.

Nous avons tenu à relater ce cas qui
prouve que dans les formes violentes et
tenaces, il ne faut pas hésiter à employer
de fortes doses de quinine ; c'est le seul
moyen d'avoir rapidement raison du paludisme dans les régions les plus infectées
de la Corse.

Le traitement qui convient aux cas vio-
lents, doit servir aussi dans certaines
formes chroniques. Au mois d'Octobre
1913, nous avons eu à donner nos soins
à trois malades venant de Solenzara et
de Ghisonaccia, atteints de paludisme

chronique et tenace. Tous les trois avaient
absorbé de la quinine à fortes doses,
mais d'une façon intermittente et irrégu-
lière ; nous leur injectons journellement,
pendant quatre jours consécutifs, un
gramme de Bichlorhydrate de quinine ;
les quatre jours suivants, nous abaissons
la dose à 0,50 centigrammes, puis les malades rentrèrent à Solenzara et à Ghisonaccia et, pendant vingt jours, absorbè-
rent tous les matins une dragée de 0,20
centigrammes de quinine. Le traitement
fut radical et les accès palustres ne se
manifestèrent plus.

Depuis que nous avons recours, et le
plus souvent possible, aux injections hy-
podémiques de quinine, nous n'avons plus
d'accès pernicieux, et les accès ordinai-
res sont bénins et passagers. Le traitement hypodermique reste pour nous le traitement de choix.

Mais nous ne devons pas oublier que
ce traitement ne peut être employé que
par des praticiens et qu'il doit l'être avec

de sérieuses précautions antiseptiques, si
on ne veut s'exposer à des abcès, à des
accidents sinon sérieux du moins désagréables.

Et comme nos Conseils s'adressent surtout au public et veulent avant tout être
pratiques, le traitement facile et efficace
que nous préconisons est le suivant :(1)

Toutes les préparations de quinine sont
bonnes à la condition qu'elles soient pri-
ses aux doses convenables.

Cependant la préférence sera donnée
aux dragées rouges de 0 gr. 20 centigrammes de bichlorhydrate de quinine qui sont
très facilement acceptées, même par les
enfants.

Chez les enfants trop jeunes pour ava-
ler les dragées on emploiera avec avan-
tage les tablettes de chocolatine dosées à
0 fr. 15 centigrammes de quinine par ta-

_____

(1) La Ligue Corse contre le Paludisme a
envoyé dans toutes les contrées malariques
des feuilles imprimées avec une instruction
sur les modes d'emploi de la quinine.

blette. Une chocolatine contient deux tablettes.

1° **Comme préservatif.** — Dans chaque famille exposée au paludisme tout le monde sans exception devra prendre pendant toute la saison dangereuse, du 1er Juin au 30 Novembre, les doses suivantes de quinine :

Adultes ou enfants au-dessus de 10 ans :
 0,40 centigr. (2 dragées) tous les 2 jours.
Ou bien :
 0,20 centigr. (1 dragée) tous les jours.
Enfants de 10 à 5 ans :
 0,20 centigr. (1 dragée) tous les 2 jours.
Enfants de 5 à 2 ans :
 0,15 centigr. (1 tablette chocolatine) t. les 2 j.
Enfants au-dessous de 2 ans :
 0,05 à 0,10 centigr. ($\frac{1}{2}$ tabl. choc.) t. les 2 j.

2° **Comme Curatif.** —

En général, il est difficile d'empêcher l'évolution d'un accès de fièvre lorsque cet accès est commencé ; aussi est-il préférable de donner la quinine pendant les intervalles d'apyréxie. Ce n'est que dans

les formes graves, lorsque la fièvre est
continue, qu'on ne doit pas attendre les
rémissions pour administrer ce médicament.

Lorsqu'on se trouve en présence d'un
accès paludéen, on donne, après l'accès,
au moment où la défervescence de la fièvre est complète, un gramme de quinine
c'est-à-dire cinq dragées ; douze heures
après, on administre une nouvelle dose de
0,50 centigrammes.

On continue cette dose tant que les accès de fièvre se reproduisent.

Si on constate que la fièvre est coupée,
il y a lieu de se rappeler qu'elle peut être
calmée mais non guérie ; on aura alors
soin, pour empêcher sa réapparition,
d'instituer un traitement curatif, avec les
doses suivantes :

Le 1er, 2e et 3e jour, de 0,80 à 1 gramme par jour de chlorhydrate de quinine.

Du 4e au 7e jour pas de quinine.

Les 8e, 9e et 10e jours 0,60 à 0,80 de
quinine.

Du 11ᵉ au 14ᵉ jour pas de traitement.

Les 15ᵉ et 16ᵉ jours 0,60 à 080 de quinine.

Du 17ᵉ au 20ᵉ jours, repos.

Les 21ᵉ et 22ᵉ jours de 0,60 à 0,80 de quinine.

On prendra ensuite, pendant au moins, un mois, une dragée de 0,20 centigrammes tous les matins.

Nous donnons ici une formule générale qui ne peut s'appliquer à tous les cas ; le praticien augmentera ou diminuera les doses de quinine selon la violence des accès, la tolérance du malade, et selon la marche de la maladie.

Les enfants supportent bien la quinine ; mais il est parfois difficile de la leur faire absorber, aussi nous avons généralement recours à la chocolatine et même, en présence d'accès sérieux, à des injections sous-cutanées qui agissent alors sûrement et rapidement.

En résumé, quelque soit le mode d'administration choisi, la pratique de la médication quinique dans le paludisme repose sur les principes suivants :

1° Les doses quotidiennes chez l'adulte doivent varier entre 0,25 et 1 gramme 50 par jour. Chez l'enfant, on a l'habitude de prescrire 0,10 centigrammes de quinine par année d'âge, mais on ne doit pas oublier que l'enfant supporte facilement des doses plus élevées.

Chez la femme enceinte, on n'hésitera pas à administrer la quinine, même à des doses massives, et, cela, avec d'autant plus de rigueur, que l'on connait des cas de paludisme congénital.

2° Il y a lieu de commencer le traitement par des doses fortes et de le continuer par des doses d'abord moyennes, puis faibles.

3° On donnera d'abord la quinine sans interruption, pendant douze à quinze jours (quininisation continue), puis par intermittence, par séries de trois jours, alternant avec des séries de trois à cinq jours de repos (quininisation discontinue).

4° En principe on doit administrer la quinine cinq à six heures avant le moment présumé de l'accès.

5° Si on veut obtenir un résultat certain, il faut prolonger pendant longtemps le traitement quinique et au besoin le reprendre souvent.

Nous ne craignons pas de répéter qu'en Corse la quinine est généralement mal prise ; comme le dit le docteur Leger (1), les fiévreux absorbent, au moment de leurs accès, des doses parfois excessives ; l'accès enrayé, ils cessent toute médication, et fatalement la récidive se produit à bref délai. L'emploi systématique et prolongé de la quinine, selon la méthode de Laveran, est le seul moyen d'enrayer sûrement les accès palustres et de prévenir les rechutes si fréquentes en Corse et principalement sur la Côte Orientale.

---

(1) Docteur Leger : Le Paludisme en Corse, 1913

MEDICATION ADJUVANTE

La quinine est le traitement spécifique
du paludisme, mais il importe de recou-
rir souvent à d'autres médications acces-
soires qui complètent l'action de la quinine et assurent une guérison plus dura-
ble.

Nous conseillons souvent, selon les cas,
les préparations arsenicales (liqueur de
Fowler, arseniate de soude, anhémol, ca-
codylate), les quinquinas, les préparations phosphatées, l'hydrothérapie, les
ferrugineux. En Corse, nous préconisons
surtout l'eau acidulée ferrugineuse d'O-
rezza (1); chez les paludéens, l'effet de
ces eaux est réellement exceptionnel.
« Les eaux d'Orezza, dit Naudin, réussis-
sent surtout dans cet état anémique ame-
né par les fièvres intermittentes qui pro-

_____

(1) Docteur Zuccarelli : Etude sur l'Eau
Minérale d'Orezza, 1905 (Médaille de bronze
de l'Académie de Médecine)

longent opiniâtrement leurs accès.

« J'ai eu souvent l'occasion, ajoute-t-il, de remarquer, en Corse, l'effet prodigieux des Eaux d'Orezza, chez les cultivateurs des environs de Biguglia, de Saint-Florent et de toute la plaine Orientale (1). »

Il est certain qu'actuellement, avec l'hygiène, les moyens préventifs, la quinine largement distribuée, nous sommes puissamment armés pour lutter contre le paludisme et pour affranchir nos populations de cette maladie évitable.

---

* * *

(1) Naudin. — Thèse de Montpellier, 1852.

V. - Conclusion

Les statistiques que nous avons publiées ne laissent aucun doute ; elles prouvent que la campagne menée par la Ligue Corse contre le Paludisme a déjà porté ses fruits. Nous n'avons qu'à suivre la voie déjà tracée et, grâce à l'aide de l'Institut Pasteur et de ses distingués collaborateurs, grâce aux administrations des Ponts et Chaussées, des chemins de fer, de la douane et des différentes usines de Folelli, Champlan, Casamozza, nous arriverons à parfaire une œuvre dont le programme peut se résumer ainsi :

1° Distribuer de la quinine dans toutes les contrées malariques.

2° Vulgariser le mode d'emploi de ce médicament à la fois comme moyen préventif et curatif du paludisme.

3° Entreprendre dans les Ecoles, avec le concours des Instituteurs et des Institutrices, une campagne suivie de vulgarisation par des brochures, des questionnaires avec réponses, des articles de journaux, des conférences, des affiches, des planches comme celles que nous ont adressées les docteurs Edmont et Etienne Sergent de l'Institut Pasteur d'Alger.

4° Combattre l'Anophèles par des mesures antilarvaires, en créant des brigades d'agents fureteurs antimoustiques.

5° Installer des treillis métalliques partout où la chose sera possible, conseiller des moustiquaires du modèle adopté par l'Administration de la douane aux personnes qui vivent dans les plaines insalubres.

6° Demander aux pouvoirs publics et au service des Ponts et Chaussées de prendre les mesures prophylactiques nécessaires pendant les travaux d'assainissement.

7° Faire l'éducation de nos populations en les initiant aux données nouvelles de la science et en leur dévoilant toutes les mesures prophylactiques exigées pour la lutte anti-paludique.

Les difficultés de cette lutte ne sauraient nous arrêter devant l'importance du but à atteindre. La disparition du paludisme est l'œuvre à la fois humanitaire et sociale qui contribuera, peut-être le plus largement, à la prospérité insulaire et qui ne peut donc laisser indifférent aucun patriote Corse.

Bastia, 30 Mars 1914.

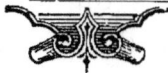

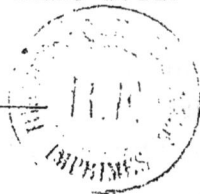

IMPRIMERIE A VAPEUR JOSEPH SANTI

Composé sur Machines Linotypes de la
SOCIÉTÉ LINOTYPE FRANÇAISE

www.ingramcontent.com/pod-product-compliance
Lightning Source LLC
Chambersburg PA
CBHW071525200326
41519CB00019B/6065